Dr L. DUVERNAY

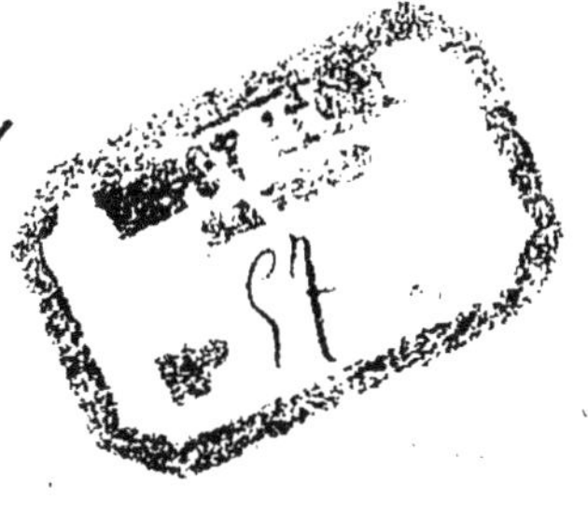

NOTIONS
Théoriques et Pratiques
sur les
RHUMATISMES
Articulaires
Et leur Traitement

LE TRAITEMENT
des
Rhumatismes Chroniques

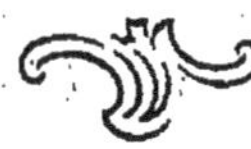

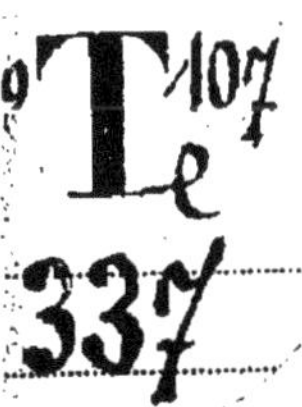

Dr L. DUVERNAY

NOTIONS
Théoriques et Pratiques
sur les
RHUMATISMES Articulaires
Et leur Traitement

LE TRAITEMENT
des
Rhumatismes Chroniques

NOTIONS THÉORIQUES et PRATIQUES

sur les

Rhumatismes Articulaires

et leur traitement

par le Dr L. DUVERNAY, d'Aix-les-Bains (1

S'il est une question qui reste encore obscure en pathologie, c'est sans conteste celle des rhumatismes. Cela tient, en grande partie, à ce que l'on mélange sous ce nom vague des faits forts disparates et qu'on applique au tout une pathogénie univoque comme si ces faits étaient semblables,

Je n'ai pas l'intention de reprendre ici dans son ensemble l'étude d'un problème complexe dont l'ampleur dépasserait les limites de cet article. Je voudrais seulement en résumer et condenser pratiquement les points essentiels *ad usum «Delphini»*, c'est-à-dire de mes confrères, lecteurs de la *Vie Médicale*.

Pour simplifier la question, nous n'étudierons ici que les rhumatismes articulaires, dont nous conserverons la division classique en *aigus, subaigus et chroniques*.

(1) Vie Médicale, n° du 9 février 1923.

I

Les rhumatismes aigus

Les rhumatismes aigus ont été subdivisés en : rhumatismes aigus francs et pseudo-rhumatismes infectieux, les premiers étant idiopathiques, les seconds consécutifs à une autre infection. En réalité, tous sont dus à l'envahissement de l'organisme par des germes plus ou moins virulents et tous sont au même titre des rhumatismes infectieux. Ils ont tous des manifestations communes, dont le type est réalisé par le rhumatisme articulaire aigu franc ; mais chaque espèce microbienne imprime à ce type commun des caractères spéciaux qui **permettent d'individualiser des formes cliniques différentes pour chacune de ces espèces** : aigu franc, gonococcien, streptococcique, scarlatin, tuberculeux, etc.

Dans tous ces cas, on peut donc dire que le **germe pathogène règle le combat** ; c'est lui presque seul qui par sa plus ou moins grande virulence, imprime à la maladie son allure et ses complications. J'insiste particulièrement sur ce point qui distingue les rhumatismes aigus des autres rhumatismes, ainsi que nous le verrons plus loin.

Il est bien évident, dès lors que la thérapeutique doit ici porter principalement contre ce germe pathogène et être surtout *anti-infectieuse.*

Pour cela nous avons deux méthodes :

a) La méthode chimique, par les médicaments au premier rang desquels il faut placer le *salicylate de soude*, qui trouve ici son triomphe, et les succédanés du salicylate : l'aspirine, le salophène la phénacétine, etc... J'y ajouterai les injections colloïdales intraveineuses d'argent (electrargol) qui, dans deux cas, m'ont donné personellement d'excellents résultats.

b). La méthode biologique, par la vaccinothérapie. Quand on connait la nature de l'élément infectieux en cause, on peut essayer la vaccination du sujet par un auto ou un stockvaccin : on connaît les succès du vaccin antigonococcique de Nicolle, dans le commerce sous le nom de Dmégon. Plus simple d'application et ayant à leur actif de de nombreux résultats favorables, sont les entérovaccins de Danycz et ceux de Lumière (la Rhéantine pour le gonocoque par exemple). Enfin, si l'on ignore la nature de l'agent infectieux, on peut essayer l'autohémo ou l'autosérothérapie, en ponctionnant une veine du malade et en lui injectant soit le sang entier, soit le sérum dans le tissu cellulaire sous cutané. Cette méthode a dans les rhumatismes aigus rebelles, certains beaux succès à enregistrer.

En résumé, dans les rhumatismes aigus :

— Action causale dominante.
— Formes étiologiques superposables à formes cliniques.
— Traitement : Salicylate, vaccination.

II

Les rhumatismes subaigus

Ici commence à apparaître le rôle d'un élément nouveau: la défense organique. **L'agent microbien** n'est plus seul à «mener le combat», **il a devant lui un adversaire qui se défend** ; il ne peut plus imprimer au rhumatisme cette allure qui lui était personnelle et permettait jusqu'à un certain point d'individualiser des formes étiologiques. Ici il n'y a plus de règle, chacun traîne son rhumatisme à sa façon : chez les uns, il garde un caractère assez aigu et fluxionnaire, parce que l'initiative reste à l'élément infectieux ; chez les autres, au contraire, cet élément est jugulé d'emblée et les poussées sont courtes, mais fréquentes. En général, la maladie se localise à une ou plusieurs jointures et prend un type torpide.

Mono-articulaire : ce sont ces interminables arthrites du genou, du poignet, des épaules, du coude, de la hanche, les unes avec hydarthrose irréductible, les autres avec empâtement.

Poly-articulaire : ce sont surtout les petites jointures des pieds ou des mains qui sont prises, et dans les mains tout spécialement la 2e articulation phalangienne : les doigts prennent alors l'aspect de fuseaux bien caractéristique. Ces fuseaux appartiennent en propre au rhumatisme subaigu et ne doivent pas être confondus avec les déformations dont nous parlerons plus loin. Elles sont généralement susceptibles de guérison.

Suivant l'agent infectieux on peut avoir encore quelques modalités cliniques, mais très vague ; c'est ainsi que le rhumatisme gonococcique est plutôt mono-articulaire, le rhumatisme tuberculeux plutôt poly-articulaire, et que tous deux ont des tendances à l'ankylose ; mais je le répète et j'insiste : *on ne saurait ici décrire un type clinique spécial à chaque forme microbienne.* D'ailleurs, quand le rhumatisme devient traînant et dure des mois ou même des années, on conçoit qu'il n'y ait plus *une* infection en cause, mais *des* infections, et que les facteurs les plus divers puissent s'entremêler.

Souvent, l'infection primitive à donné le branle au mouvement qui est entretenu par de multiples infections surajoutées. Parmi celles-ci, il en est de peu connues du monde des praticiens, *l'infection dentaire chronique* par exemple : les vieux chicots, les dents cariées, les suppurations alvéolodentaires, entretiennent dans la bouche des foyers de putréfactions dont les produits sont constamment absorbés par les voies digestives et qui sont susceptibles, à eux seuls, de donner des rhumatismes subaigus traînants (1). Ces faits ont

(1) Voir J. Tellier. — *J. Méd. de Lyon*, 5 sept. 1920

été mis en évidence principalement en Amérique où, la mode aidant, on arrache avec une très grande facilité les dents de tous les rhumatisants (1).

L'infection amygdalienne joue aussi un grand rôle. Ce n'est plus en Amérique, mais en Angleterre et en Scandinavie que l'amygdalotomie est érigée en un principe thérapeutique presque absolu du rhumatisme.

J'ajouterai à ces causes d'infections lentes, *l'infection vaginale latente*. On ne peut s'imaginer tout ce qui peut vivre dans vagin et j'engage mes confrères qui possèdent un microscope à faire l'examen des sécrétions vaginales des femmes «qui n'ont pas de pertes», ils seront édifiés !

On comprend qu'il soit très difficile, dans ces cas, de dépister un agent causal et de lui appliquer un traitement spécifique. Si *on a le bonheur de le connaître*, c'est de nouveau le triomphe de la vaccinothérapie. Ici encore les vaccins gonococciques out enregistré des succès remarquables. J'ai dans un cas, noté un bon résultat avec du vaccin staphylococcique (rhumatisme chez un individu couturé de pustule d'acné). Il est bon de rechercher en tous cas toutes les infections, même minimes, et de les supprimer, car si elles n'en sont pas la cause primitive, elles peuvent toujours accentuer un rhumatisme.

Si, malgré nos recherches, la cause reste inconnue, il faut revenir à la méthode chimique et médicamenteuse. Ici, *le salicylate est presque sans effet :* je ne crois pas avoir vu 10 cas de rhumatisme subaigu où le salicylate ait agi ; par contre, c'est par centaines que l'on compte les succès de *l'aspirine*.

---

(1) Voir *Information Médicale*, avril 1922.

On peut essayer aussi l'iode sous forme d'iodaseptine en injections sous-cutanées, c'est un très bon remède, et réunit à l'iode le pouvoir antiseptique de l'uroformine.

En injections intraveineuses, je conseillerai surtout deux médicaments qui ont fait leurs preuves : *le soufre colloïdal* que chacun connaît ; *le novarsénobenzol*, une injection de 0 gr. 15 par semaine : tous deux ont donné de beaux résultats. Comment agissent-ils ? Dans l'esprit de leurs propagateurs, par action antiseptique directe. Mais, depuis, on a montré qu'il s'ajoutait souvent à cette action des manifestations colloïdoclassiques et que les cas les plus favorables sont généralement ceux qui ont présenté cette crise accidentelle. On a donc essayé franchement la *méthode par le choc* et en maints pays, (je l'ai vu appliquer pour la première fois en Suède par Kahlmeter) on a injecté des doses variables d'albumine hétérogène sous la peau : du lait par exemple.

Il est évident qu'alors ce n'est plus sur l'élément causal que l'on agit, mais sur le deuxième facteur dont nous parlions au début : la défense organique.

C'est dans ces rhumatismes subaigus dont le nombre, on le comprend, est considérable, qu'il faut classer la grande majorité des rhumatismes *endocriniens*. Ici ce n'est plus un agent infectieux neutralisé par l'organisme qui agit, mais un poison élaboré par l'organisme lui-même, d'une façon lente et continue.

Or, ces rhumatismes sont légion : on peut dire que l'immense majorité des rhumatismes chez les femmes au-dessus de 45 ans sont plus ou moins liés à cette cause. C'est là une notion encore peu répandue dans le monde des praticiens, mais qu'il faut absolument connaître, car on voit d'emblée une médication nouvelle à ajouter aux précédentes : *l'opothérapie*. Oui, mais laquelle ? Cela variera non seulement suivant le ou la malade, mais aussi suivant *le moment*. Se baser, pour choisir, sur les petits signes d'insuffisance glandulaire et sur cette grande notion que toute rhumatisante dont les époques ont cessé, se trouve bien de l'opothérapie ovarienne. Mais il faut avoir recours de préférence à la poudre totale d'organe desséché et laisser les extraits de corps jaune pour les troubles vasomoteurs ordinaire de la ménopause.

Il est enfin, dans ces rhumatismes subaigus, un traitement qui reste la suprême ressource quand on peut l'appliquer : le traitement thermal, soit sous forme d'eau chaude (Aix-les-Bains, Bourbon-Lancy, Bourbonne, Néris, etc.), soit sous forme de boues (Dax, Saint-Amand). Les 3/4 des malades qui fréquentent nos stations sont des subaigus et les *guérisons sont innombrables*.

En résumé dans les rhumatismes subaigus :

— Action causale contre-balancée par défense organique.
— Ni formes cliniques, ni formes etiologiques nettes.
Traitement, — Aspirine.
{ Soufre colloïdal.
{ Néosalvarsan.
{ Iode.
— Vaccination-Opothérapie.
— Traitement thermal.

III

Les rhumatismes chroniques

Ici, nous entrons dans un monde nouveau. L'élément toxi-infectieux ayant pénétré profondément l'organisme pendant une durée plus ou moins longue, lui a conféré des propriétés défensives puissantes et même poussées à l'excès. Ces propriétés se manifestent par une réaction violente à chaque attaque nouvelle non seulement de l'élément toxi-infectieux vaccinant, mais aussi de toute toxine nouvelle introduite dans l'organisme. Il y a là un état bien connu des biologistes, mélange de sensibilisation et d'immunité qu'on a appelé l'état allergique (1).

L'organisme «hypersensible, hyperergique réagit avec violence, suivant le mode de la réaction anaphylactique, a des causes agressives souvent inappréciables, quasi impondérables» (Arloing).

On comprend, dès lors, pourquoi il est impossible de faire entrer les rhumatismes chroniques dans des cadres étiologiques, puisque la cause n'a plus ici qu'une importance minime de préparation et de déclanchement. Et même celle qui prépare l'organisme n'agit pas nécessairement dans le déclanchement de la crise rhumatismale qui peut être déterminée par les causes les plus banales. En d'autres termes : *dire d'un rhumatisme chronique qu'il est tuberculeux ou gonococcien ne veut pas dire qu'il y ait là du bacille de Koch ou du gonocoque, mais que le malade a été imprégné et sensibilisé par ces éléments infectieux.* Certes, cela n'implique pas pour cet organisme l'impossibilité d'être à nouveau inoculé par ces éléments, il y réagit même plus vigoureusement qu'aux autres, mais encore une fois, cela n'est pas nécessaire.

Souvent, d'ailleurs, la cause vaccinante est lointaine ; c'est une tuberculose de la jeunesse, guérie ; c'est une blennorrhagie récidivante avec complications articulaires de la trentième année, et le rhumatisme, sournoisement, s'installe à 40 ou 50 ans, quand tout est fini depuis longtemps. Parfois l'imprégnation a été progressive et le rhumatisme chronique succède à un rhumatisme subaigu prolongé, ou remplace les manifestations

(1) Voir à ce sujet: L. Duvernay *J. Méd. de Lyon*, 5 mai 21, Essai sur la pathogénie des rhumatismes chroniques et mai 1922, considération sur le rôle du terrain dans les maladies chroniques.

diverses de ce qu'on est convenu d'appeler l'arthritisme : eczéma, lithiase, uricémie, etc. ; mais, je le répète, toutes ces causes vaccinantes, même, si par un réinoculation nouvelle c'étaient elles qui déclanchaient la crise, n'influenceraient en rien ni la forme, ni l'évolution, ni le pronostic du rhumatisme : **forme, évolution, pronostic restant sous la dépendance de l'état réactionnel spécial de l'organisme,** véritable diathèse hyperdéfensive correspondant à ce que Gougerot, dans un autre ordre d'idée, appelle la diathèse fibreuse.

Et ainsi, par un très long détour, nous revenons à la conception du diathèse, conception quelque peu modifiée et corrigée, mais que nous n'avions pas le droit de mépriser. Un fait reste un fait, même si nous ne pouvons l'expliquer et les maîtres d'autrefois étaient des cliniciens trop avisés pour que nous puissions faire fi de ceux qu'ils avaient observés.

Quoi qu'il en soit, le mode réactionnel organique se manifeste de façons différentes, infiniment variables, puisque chacun a la sienne, mais susceptibles d'être ramenées aux quelques types suivants :

a) Rhumatisme seulement douloureux. — La réaction défensive se borne à la poussée congestive.

b) Rhumatisme noueux. — L'extrémité des petits os et particulièrement des phalanges augmente de volume, formant des nodosités qui intéressent peu l'articulation. La nodosité d'Heberden est le type de ce rhumatisme. Elle siège à l'extrémité proximale de la phalangette. Elle ne régresse jamais, mais elle est susceptible d'arrêt. Elle ne comporte pas un pronostic grave pour l'usage des doigts qui, généralement, conservent leurs mouvements, même dans les grosses nodosités.

c) Rhumatisme dislocant. — Les lésions semblent plutôt périarticulaires, les ligaments se relâchent, des rétractions s'établissent, les extrémités osseues se luxent et se dévient. On voit des mains totalement déformées, dont pourtant les malades arrivent encore à se servir et qui, à la radiographie, montrent une intégrité presque complète de l'interligne articulaire. Généralement on peut corriger les déformations et ramener les doigts en place, mais dès qu'on les lâche ils retournent à leur position ordinaire. Souventla dislocation est aidée par un état noueux de la phalange supérieure. Les lésions à la main sont plus marquées à l'articulation métacarpophalangienne. Plus rarement elles atteignent la 2e qui demeure l'apanage des rhumatismes subaigus en fuseaux.

d) Rhumatisme ankylosant. — Ici la lésion est nettement intra-articulaire : le malade «colle» avec facilité ses jointures, chaque poussée se termine par une accentuation de l'ankylose. Celle ci est osseuse : à la radio les travées d'un os se continuent avec celles de l'autre os. D'ailleurs les tissus périarticulaires participent au processus ; le tissu fibreux perd de son élasticité, s'épaissit et les mucles se rétractent. Marche non régressive. Prnostic très grave.

e) Rhumatisme déformant. — Ici c'est vraiment «*l'asystolie articulaire*» : les os se déforment, se soufflent, mélangededestructionet d'hypertrophie, auquel s'ajoutent les diverses manifestations précédentes dislocation et ankylose. Les lésions sont si graves et ont une allure progressive si particulière qu'on a fait de cette forme une maladie spéciale d'origine neurotrophique. Cette pathogénie est probable, mais elle suscite pas mal d'objections et demande à être mise au point.

Nous terminerons cette énumération en disant que ces formes diverses, si elles sont généralement polyarticulaires etsymétriques, peuventégalement n'affecter qu'une seule jointure, donnant lieu à ces arthrites de la hanche, de l'épaule ou de la colonne individualisées en des types cliniques distincts, mais qui rentrent tous dans la grande famille des rhumatismes chroniques.

Etant donné ce que nous venons de voir de la pathogénie de ces rhumatismes, on comprend que la médication à leur opposer doive être une médication *du terrain* beaucoup plus que de la cause.

L'iode, le phosphore, l'arsenic, le soufre, le radium et les médications antianaphylactiques sont de mise.

Mais l'étude détaillée de ces médications diverses nous entraînerait trop loin et nous les réservons pour une prochaine étude.

En résumé dans les rhumatismes chroniques :

— Défense erganique dominante.
— Formes cliniques seules, pas de formes étiologiques.
— Traitem ent : Médication du terrain.

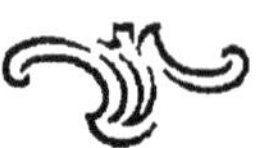

LE TRAITEMENT

des

RHUMATISMES CHRONIQUES(1)

Dans un précédent article je me suis appliqué à démontrer que dans les rhumatismes comme dans toutes les maladies infectieuses il y a deux adversaires en présence: un élément toxi-infectieux qui attaque et organisme qui défend,

Au début, l'élément toxi-infectieux règle le combat et imprime à la maladie des *caractères spéciaux propres à chaque espècc microbienne* : **ce sont les rhumatismes aigus.**

Plus tard l'élément infectieux est en présence de la défense organique qui déroute ses projets, change l'allure la maladie et modifie ses caractères : **ce sont les rhumatismes subaigus.**

Plus tard enfin, l'élément infectieux est dominé par la défense individuelle qui à son tour, mène le comdat et imprime à l'affection des caractères nouveaux *qui sont cette fois propre à chaque individu* et non plus à chaque espèce microbienne **ce sont les rhumatismes chroniques.**

---

(1) Vie Médicale, n° du 16 février 1923.

C'est donc, dans le traitement de ceux-ci, sur cette défense individuelle exagérée que l'on agir, c'est-à-dire *sur le terrain* beaucoup plus que sur la cause, la plupart du temps insignifiante. Est-ce à dire qu'il faille la négliger quand on la connaît et surtout quand elle persiste ? Evidemment non. Il faut, dans ces cas, faire son possible pour la neutraliser et la combattre, car l'organisme vacciné contre elle réagira toujours plus vigoureusement envers elle qu'envers toute autre cause. Mais, en général, la cause vaccinante primitive a disparu : l'ancien tuberculeux, l'ancien gonococcien ne sont plus ni tuberculeux, ni gonococcien lorsqu'il font leur rhumatisme chronique et la cause à laquelle ils réagissent est banale (dentaire, gastro-intestinale, alimentaire, respiratoire, urinaire, nasale, etc.). Une hygiène rigoureuse est donc de nécessité pour les soustraire le plus possible à ces causes. C'est le premier point du traitement.

I
Hygiène

Le rhumatisant chronique devra éviter le froid et l'humidité, porter une flanelle, tenir ses articulations malades au chaud avec des tricots de laine ou même de poil de lapin. On vient de trouver une explication scientifique au rôle bienfaisant, connu empiriquement, de la laine de mouton brute non dégraissée : elle peut être employée (1).

Il devra éviter dans son alimentation toute cause d'intoxication ou d'infection. Les mets épicés, lee sauces fortes, le gibier, les vins fins, le bourgogne, les liqueurs lui seront interdits, surtout si la cause primordiale du rhumatisme était l'uricémie.

(1) Doumer de Lille. Acad. de Méd. 28 mars 1922.

Il recherchera le soleil, choisira un logement clair et salubre.

Il évitera tout surmenage cérébral et surtout *toute secousse morale*. Ce rôle de la secousse morale est considérable. Les anciens auteurs la plaçaient au premier rang des causes prédisposantes et, de fait, on la trouve fréquemment au départ des formes les plus graves du rhumatisme chronique.

L'exercice et le mouvement sont recommandés dans la mesure où ils sont possibles. Les bains de propreté doivent être continués, mais ils serout pris chauds et de courte durée. Ils seront suivis d'une friction dans un linge chaud et d'un repos au lit. Des soins spéciaux sont à donner aux dents, souvent très mauvaises chez les rhumatisants : ne jamais laisser persister une suppuration alvéolo-dentaire.

En somme, mettre le plus possible le malade à l'abri des causes de refroidissement, d'infection et d'intoxication.

II

Traitement des articulations malades.

a) Au moment des crises, il se résume en trois motr : chaleur, immobilisation, aspirine.

La chaleur peut être fournie, surtout quand il s'agit de larges surfaces, par un tapis électique si facile à adapter à une prise de courant queconque. On peut s'adresser à l'air chaud obtenu soit avec les appareils spéciaux de Rupalley, soit en utilisant ceux qui servent à sécher les cheveux. Plus simplement, on peut entourer l'articulation de coton ou de laine, et l'oindre d'un mélange calmant avec ou sans pilocarpine. Le salicylate de méthyle sent mauvais et reste sans effet.

Par contre, *l'aspirine est vraiment le viatique* du rhumatisant chronique. Il faut la donner au milieu du repas, car on ne vise pas à un effet prompt et on diminue les chances de fatigue gastrique. On peut d'ailleurs varier les marques, souvent l'une agissant mieux que l'autre. On a préconisé récemment l'emploi de la phospirine qui serait, paraît-il, mieux supportée par les estomacs délicats.

b) Dans l'intervalle des crises, les articulations non hydarthrosiques et non empatées doivent être massées. On emploiera avec avantage une vaseline iodée ou mieux un coldcream iodurée.

Iodure de potassium..................	1
Coldcream neutre......................	30

Mais c'est surtout le voisinage des articulations et les muscles sus-jacents qui seront massés, soit à sec, soit avec un alcoolat camphré ou térébenthiné. On a essayé également de faire pénétrer localement de l'iode ou du salicylate par *ionisation*.

Enfin, on peut s'adresser à la *diathermie* qui, parfois, sur les grosses articulations douloureuses, obtient des succès. Mais déjà nous sortons des procédés praticables à tout le monde, et je n'insiste pas.

III

Traitement du terrain.

Ici les procédés sont innombrables, je ne parlerai que de ceux qui, réellement pratiques, m'ont donné personnellement des résultats : je les grouperai en trois catégories :

A) LES MOYENS MÉDICAMEUX :

1° *L'iode* est certainement celui qui est le plus utile à connaître. Il peut donner des améliorations durables et même des guérisons. On doit toujours l'essayer. Il fut employé autrefois sous forme d'iodure de potassium, puis abandonné sous cette forme. Certains auteurs, pénétrés de l'idée que beaucoup de rhumatismes mono-articulaires chroniques sont d'origine spécifique, y reviennent actuellement et prescrivent du sirop de Gibert. Mais c'est surtout sous forme d'iode métallique qu'on l'emploie. Gaston, d'Aix, un des promoteurs de cette méthode, ordonnait de la teinture d'iode dans du lait trois fois par jour et allait jusqu'à 200 gouttes. Tous les estomacs ne toléraient pas pareille orgie et, sur la fin de sa carrière, ce spécialiste émérite la remplaçait par le *Lipiodol*, en injection sous-cutanée. C'est sous cette forme que j'ai employé l'iode : un ou deux centimètres cubes tous les deux jours, 15 jours par mois, *pendant des mois et des mois*, ceci est important. Les résultats obtenus sont parfois surprenants. Ils ne sont malheureusement pas constants, mais du moins la médication est-elle sans danger et peut-elle toujours être essayée (1). On a trouvé, ces dernières années, que le lipiodol, dont la teneur en iode est colossale, donnait fréquemment lieu à des enkystements métalliques que l'on retrouvait par la radio longtemps après et l'on en a conclu à l'inefficacité de ce médicament. Je ne suis pas qualifié pour juger scientifiquement la question, je ne puis qu'affirmer les beaux résultats de la méthode, même chez ceux où l'on retrouve le lipiodol non absorbé totalement.

Sous l'influence de ces controverses, cet excellent médicament a été un peu délaissé et remplacé par l'iode colloïdal ou par des solutions complexes mais aucun ne contient la dose énorme d'iode du lipiodol (un centimètre cube = 330 gouttes de teinture d'iode).

---

(1) Une petite réserve toutefois est à faire en ce qui concerne les rhumatismes où l'état thyroïdien serait en jeu : mieux vaudrait alors s'abstenir.

2° *Le phosphore* sera placé immédiatement après l'iode pour toutes les formes osseuses du rhumatisme chronique, surtout le rhumatisme déformant. Il faut le donner sous forme d'acide phosphorique soit en spécialités (elles sont nombreuses et excellentes), soit sous la formule magistrale suivante de Gaston :

Acide phosphorique officinal..........	20
Phosphate de soude..................	40
Teinture de noix vomique............	2
Sirop d'écorces d'oranges............	300

Une cuillère à soupe à la fin du repas, midi et soir.

Il est utile de combiner cette médication avec la médication iodée et de faire 15 jours l'une, 15 jours l'autre tous les mois.

3° *L'Arsenic* a eu un succès mérité qu'il doit partager avec *l'huile de foie de morue*. Mais soit l'un, soit l'autre médicament seront réservés aux formes torpides. «lymphatiques» disait-on autrefois ; aux malades dont l'état général est mauvais, languissant ; à ceux dont l'infection causale aurait été la tuberculose. L'un et l'autre peuvent être employés à haute dose.

4° *Le soufre*, non plus en tant qu'antiseptique comme dans les subaigus, mais en tant que modificateur du terrain. C'est donc moins sous forme colloïdale intraveineuse qu'on l'emploiera, que plutôt en injections sous cutanées et aussi par la voie digestive. Les spécialités qui l'offrent d'une façon agréable sont nombreuses. Je n'insiste pas.

5° *Le radium*, le dernier venu dans la thérapeutique des rhumatismes chroniques, est appelé à produire, si j'en juge par mes observations personnelles, les résultats les plus durables et les plus inattendus. On peut le donner par la bouche sous forme de gouttes radifères Guyenot (chez Ducatte) ou de comprimés de *mésothine* ; dans ce cas c'est du mésothorum que l'on emploie. Cette médication *per os* donne de très bons résultats dans les rhumatismes goutteux ou diathésiques. Mais c'est surtout en injections sous-cutanées de solution de bromure de radium ou de mésothorium qu'on doit l'employer dans les rhumatismes chroniques. Lequel vaut mieux du radium ou du mésothorium ? Théoriquement, on incline à considérer le mésothorium comme le plus actif, à défaut du radiothorium, du polonium ou du thorium X, difficiles à se procurer dans le commerce (1). Pratiquement, on peut employer les uns et les autres, mais les plus beaux succès que j'aie enregistrés personnellement l'ont été avec le mésothorium.

Il n'a pas été nécessaire pour moi d'employer les doses fortes, mais ce qui à mon avis, *importe le plus, est de faire la médication très longtemps.* Donc ordonner une injection sous-cutanée d'une ampoule d'un microgramme tous les deux jours, 15 jours par mois pendant six mois. Il est avantageux de donner pendant les 15 autres jours soit l'iode, soit le phosphore, suivant le cas.

J'insiste un peu sur la radiumthérapie parce qu'on a des tendances à la considérer dans le monde des praticiens comme une chose un peu trop *panacée* et qu'on est souvent prévenu contre elle. J'apporte ici seulement le résultat de mon expérience.

Il est très facile de se procurer le médicament en spécialité. Il faut choisir une maison sérieuse et qui garantisse la teneur de la solution. La médication est simple, absolument indolore ; elle n'a qu'un défaut son prix élevé Mais comme la médication iodée, *elle doit être tentée.*

B) LES MOYENS BIOCHIMIQUES :

Etant donné ce que nous savons du rôle effacé de la cause et du rôle important du terrain vac-

(1) Voir A. Leri et Thomas. Soc. Méd. des Hôp. de Paris, 23 déc, 1922 et Piery-Milhaud. *Jonrnal de Médecine*; Lyon, 5 Janvier 1923.

ciné, il semblerait qu'ici la vaccinotherapie ne soit plus indiquée. Théoriquement, elle ne ferait que renforcer une défense organique exagérée ; pratiquement, je ne lui ai pas personnellement jamais vu donner de résultats. Toutefois les méthodes biochimiques ne sont pas à exclure. On sait toutes les ressources qu'on en tire lorsqu'on veut obtenir l'anti-anaphylaxie et comme telle *on peut lui demander de désensibiliser l'organisme.* On a essayé les injections en série de petites doses de sérum, on a essayé les injections d'eaux minérales, on a essayé les injections d'albumine hétérogène, mais je dois avouer que cette question n'est pas encore au point et reste actuellement dans le domaine des laboratoires. Je ne la cite que pour mémoire et parce que, à mon avis, ce sont à des réactions biochimiques que sont dus certains fait curieux tel que celui signalé autrefois par Blanc, d'Aix, d'une amélioration notable d'un rhumatisme déformant après une injection fortuite de sérum diphtérique. J'ai dans mes observations un cas semblable. C'est également à des phénomènes biochimiques vraisemblablement qu'il faut attribuer le rôle des sécrétions internes dans le rhumatisme chronique et qu'il faut rattacher les succès obtenus parfois par l'opothérapie. On sait le rôle trophique de ces sécrétions et même si aucun indice de lésion glandulaire n'apparaît, on se trouve bien parfois de l'introduction de thyroïde, d'ovarine ou de surrénale dans la thérapeutique de ces rhumatismes.

C) Enfin il est un traitement des rhumatismes chroniques qu'il ne faut jamais négliger et qui réussit souvent là où les autres ont échoué, c'est le TRAITEMENT THERMAL. Quoique les résultats à en espérer soient moins parfaits que pour les rhumatismes subaigus (on ne reconstruit pas ce qui est détruit), les eaux ont une action d'arrêt indéniable. Cela se conçoit si l'on songe qu'outre le rôle sédatif de la chaleur elles possèdent une action directe sur la nutrition, c'est-à-dire sur ce terrain qui est à la base du rhumatisme chronique.

Je ne passerai pas en revue ici les indications des stations thermales françaises, on les trouvera dans tous les traités. Je dirai seulement qu'il ne faut pas trop vouloir diviser ou subdiviser ces indications. En règle générale, les rhumatisants chroniques doivent aller aux eaux chaudes ou aux boues. S'ils sont très sensibles, font des poussées faciles, Néris et Bourbon sont plus indiqués. S'ils sont lymphatiques, mous, s'ils réagissent mal, les chlorurées chaudes de Bourbonne, de Salies-de-Béarn et même certaines sulfureuses de Barège leur conviendraient mieux. Les grosses lésions osseuses douloureuses, les mono-arthrites déformantes, bénéficient de Dax. Mais de toutes ces stations, celle qui reste sans contredit la station type du rhumatisme, c'est Aix-les-Bains qui, par sa graduation thérapeutique de vapeurs calmantes, de bains, de douches massages à pression diverses, répond à toutes les indications.

En terminant cette étude, je voudrais laisser à mes lecteurs l'impression que m'a donnée une pratique longue déjà de ces maladies : c'est que le rhumatisme chronique quoique très rebelle et très ingrat n'est pas a délaisser. *On peut toujours soulager le malade et souvent arrêter l'évolution de sa maladie.*

AIX-LES-BAINS
IMPRIMERIE J. DUCRET ET Cie
8. RUE LAMARTINE 8.

—

1923

www.ingramcontent.com/pod-product-compliance
Ingram Content Group UK Ltd.
Pitfield, Milton Keynes, MK11 3LW, UK
UKHW022152260726
13993UKWH00005B/2316

9 782329 174075